Dr André PÉCHINÉ

Élève à l'École du Service de Santé Militaire
de Lyon.

Rhumatisme tuberculeux primitif

Polyarthrites aiguës primitives

d'origine bacillaire

RHUMATISME TUBERCULEUX PRIMITIF

POLYARTHRITES AIGUËS PRIMITIVES

d'origine bacillaire

RHUMATISME TUBERCULEUX PRIMITIF

POLYARTHRITES AIGUËS PRIMITIVES

d'origine bacillaire

PAR

Le Dr André PÉCHINÉ

Élève à l'École du Service de Santé Militaire.

LYON

A. REY & Cie, IMPRIMEURS-ÉDITEURS DE L'UNIVERSITÉ

4, RUE GENTIL, 4

1903

A LA MÉMOIRE DE MON PÈRE

Capitaine de cavalerie,
Chevalier de la Légion d'honneur.

A MA MÈRE

MEIS ET AMICIS

A Monsieur le Professeur-Agrégé TIXIER

Chirurgien des Hôpitaux,
Chef des Travaux de Médecine opératoire.

Aux derniers jours de notre vie d'étudiant, nous avons un devoir à remplir envers tous ceux qui nous ont laissé de bons souvenirs.

Ma première pensée va vers mon père, brusquement frappé quelques jours avant mon entrée à l'Ecole. Sa dernière joie fut de nous savoir reçu. Il avait été pour nous un ami, le meilleur de nos amis : sa mémoire ne nous en est que plus chère et nous la conservons pieusement.

Envers notre mère, restée seule, nous avons contracté une lourde dette de reconnaissance : qu'elle reçoive ici l'expression de notre gratitude, de notre affection sincère et puisse l'avenir nous aider à lui faire un peu oublier le passé.

Tous ceux que je connus intimement, soit à Dijon, soit à Lyon, tous ceux qui furent mes amis et qui se reconnaîtront dans ces lignes, je les remercie pour les instants précieux passés ensemble, pour l'amitié dont ils me soutinrent aux moments difficiles.

Nos premiers pas dans la vie médicale furent guidés par la bienveillance et les conseils de nos maîtres de l'Ecole de médecine de Dijon : tous ont droit à notre reconnaissance.

M. le professeur agrégé Tixier, dans le service duquel nous avons passé nos derniers mois de stage hospitalier, est devenu pour nous un maître respecté et aimé : nous gardons de lui un délicat souvenir et lui sommes profondément dévoué pour tout ce qu'il fit pour nous.

Ce nous est un grand honneur d'avoir comme Président de thèse, M. le professeur Antonin Poncet, qui nous donna l'idée de ce travail. Qu'il excuse les fautes du débutant qui fit de son mieux pour rendre les idées chères au maître bienveillant qu'il fut pour nous.

Merci à M. le Dr M. Mailland qui ne se lassa pas de nous donner des conseils et dont la particulière compétence nous fut d'un secours précieux dans la mise au point de ces quelques pages.

RHUMATISME TUBERCULEUX PRIMITIF

POLYARTHRITES AIGUËS PRIMITIVES

d'origine bacillaire

INTRODUCTION

M. le professur Bouchard, en 1883, dans la thèse de son élève Bourcy, formula cette loi de pathologie générale : « que toutes les maladies infectieuses peuvent présenter, parmi leurs manifestations contingentes, des déterminations articulaires, distinctes du vrai rhumatisme, avec lequel elles se confondent cliniquement, et relevant de l'infection générale de l'économie, que cette infection soit la maladie première ou une infection surajoutée. »

Malgré l'autorité de M. le professeur Bouchard, par un défaut d'assimilation avec les autres maladies infectieuses, on tint cependant longtemps encore la tuberculose en dehors de cette grande loi de pathologie générale. Non pas que l'on ignorât complètement les rapports du rhumatisme et de la tuberculose puisque, dès 1845, Bonnet les signalait dans son *Traité des maladies des articulations*. Charcot dans sa thèse inaugurale (1853), et une seconde fois dans ses *Leçons sur les maladies des vieillards* (1854) et, depuis beaucoup d'autres auteurs, parmi lesquels Fuller (*Traité sur le rhumatisme, la goutte et la sciatique)*, Trousseau, Peter, Guéneau de Mussy, Cornil, Laveran, etc., décrivent aussi la coexistence du rhumatisme et de la tuberculose sans voir le lien qui relie entre elles ces deux affections. Malgré le fait rapporté en 1890 par M. le professeur Lannelongue, dans le *Bulletin médical*, malgré le mémoire des plus importants de M. le professeur Weill *(Des troubles nerveux chez les tuberculeux)*, 1893, nulle part encore l'idée nette d'un pseudo-rhumatisme tuberculeux n'avait été formulée.

M. le professeur A. Poncet, le premier, fixa définitivement les relations du rhumatisme et de la tuberculose et créa le rhumatisme tuberculeux. Ce fut, à dater surtout de 1897, époque à laquelle notre maître fit, au Congrès de chirurgie, une communication sur le pseudo-rhumatisme tuberculeux chronique, que la question fut définitivement posée. Les travaux nombreux de ses élèves ne firent que confirmer l'existence de cette nouvelle manifestation tuberculeuse. « Le rhumatisme tuberculeux, né de l'observation clinique, se révéla bientôt avec toutes les modalités des autres rhumatismes infectieux [1] ». A la Société de médecine de Lyon (en 1899 et 1900), à l'Académie de médecine (23 juillet et 22 octobre 1901), M. le professeur Poncet, lui-même, attira l'attention sur ce qui fait plus spécialement l'objet de ce travail. le *rhumatisme articulaire aigu tuberculeux primitif.*

Des observations de cette première manifestation de

---

[1] M. Antonin Poncet et Mailland. Rhumatisme tuberculeux *(Monographie clinique).*

l'infection tuberculeuse furent consignées dans la thèse d'Egmann (Lyon 1901). Le rhumatisme articulaire aigu tuberculeux primitif fut de nouveau étudié dans les thèses de Gaillard, Cubertafon, à Paris, dans des publications, dans des communications à la Société médicale des Hôpitaux, de MM. Barbier, F. Bezançon, Galliard, Griffon, etc.

Le rhumatisme tuberculeux est, en effet, très souvent primitif, il constitue la première, parfois l'unique manifestation de la tuberculose chez des sujets antérieurement sains ou considérés comme tels.

« Vous verrez, dit M. le professeur Poncet[1], des polyarthrites aiguës apparaissant au cours d'une tuberculose chirurgicale et surtout de la phtisie pulmonaire, mais vous noterez aussi le rhumatisme articulaire aigu comme premier signe de l'infection bacillaire, soit qu'il existe quelque part un foyer latent, jusque-là non diagnosticable, d'où sont parties les toxines, soit encore que l'imprégnation tuberculeuse ait été articulaire d'emblée (rhumatisme tuberculeux primitif) et qu'elle ait été due à une diffusion rapide des bacilles ou de leurs toxines, sans localisations tuberculeuses antérieures. »

Cette forme de rhumatisme tuberculeux mérite donc d'attirer particulièrement l'attention, car elle est le premier indice d'une infection bacillaire en germe et encore ignorée, le signe révélateur d'une tuberculose au début. M. le Dr Mailland, dans une publication récente[2] insiste à juste titre sur la nécessité du diagnostic im-

---

[1] *Gazette des hôpitaux*, 20 janvier 1903.
[2] *Gazet'e des hôpitaux*, 23 juillet 1903.

médiatement posé. De ce diagnostic précoce pourra dépendre l'avenir d'un malade et puisque, souvent (des observations le montrent) l'infection peut s'épuiser dans l'articulation, il serait important de pouvoir, aussitôt la maladie déclarée, non seulement reconnaître l'affection, mais encore porter un pronostic. De l'examen même des symptômes, il ne semble pas que la chose soit facile ; il n'en est pas moins vrai que le dia·gnostic précoce est indispensable pour la conduite à tenir immédiatement contre un envahissement ultérieur probable de l'organisme par la bacillose.

Le rhumatisme articulaire aigu tuberculeux primitif, tant au point de vue clinique qu'au point de vue prophylactique, prend donc une importance réelle et justifiée.

OBSERVATIONS

Nous avons classé nos observations en tenant compte
surtout du mode de terminaison du rhumatisme articulaire aigu tuberculeux primitif : cette division nous a
semblé naturelle, bien qu'elle ne réponde peut-être
pas à des classes bien tranchées au point de vue clinique et symptomatologique.

Dans la première partie, nous avons relaté les
observations de rhumatismes aboutissant à des localisations pulmonaires ou viscérales ; la seconde a trait aux
cas se terminant par des lésions bacillaires articulaires
ou osseuses ; la troisième enfin, aux cas, pour ainsi dire
bénins du rhumatisme articulaire aigu tuberculeux primitif cas se terminant, soit par la guérison, soit par
une simple arthrite, soit par un rhumatisme tuberculeux déformant.

Première variété.

OBSERVATION I (résumée).

(M. Laveran, *Progrès médical*, 1876, p. 727).

*Tuberculose aiguë des synoviales. — Tuberculose aiguë à
forme asphyxique, localisation initiale sur les articulations. — Mort. — Autopsie.*

T..., soldat au 80° régiment de ligne, entre au Val-de-Grâce,
le 21 juin 1876. C'est un homme de vingt-deux ans, assez bien
constitué, non amaigri, au service militaire depuis huit mois; il
raconte qu'il n'a jamais été bien vigoureux; il a eu une pleurésie
du côté droit dans son enfance; pas d'hémoptysies. La mère du
malade est morte, à l'âge de cinquante-cinq ans, d'une attaque
d'apoplexie; il a un frère et une sœur qui se portent bien.

Le billet d'entrée à l'hôpital, signé par le médecin du corps,
porte le diagnostic de rhumatisme articulaire. Depuis six jours,
les articulations des genoux et des cous-de-pied sont le siège de
vives douleurs, qui empêchent la marche ou qui la rendent du
moins très pénible. Les deux genoux sont tuméfiés, douloureux
à la pression (21 juin), le genou droit est plus tuméfié que le
gauche : on produit facilement le choc caractéristique de l'hydarthrose en pressant sur la rotule.

Etat général satisfaisant, peu de fièvre, langue blanche, anorexie; pas de complication du côté du cœur. Le diagnostic de
rhumatisme articulaire subaigu est porté (badigeonnages iodés et
ouate autour des articulations des genoux).

22 juin. — A la visite du matin, le malade a une fièvre vive
(39 degrés dans l'aisselle); toux rare, crachats muqueux, respiration accélérée, difficile. A l'examen de la poitrine : matité en
arrière aux deux bases; frottements pleuraux à la base gauche;
râles sibilants et muqueux disséminés dans toute la poitrine.
Constipation (deux verres d'eau de sedlitz; vingt ventouses sèches
sur le thorax).

La dyspnée ainsi que la température ne font qu'augmenter les jours suivants. Cyanose, râles crépitants. Menaces d'asphyxie, sueurs profuses. Une légère stupeur.

4 juillet. — L'asphyxie se prononce de plus en plus et le malade meurt dans la soirée.

L'autopsie est faite le 6 juillet et permet de constater une granulie généralisée, non seulement aux organes ordinairement envahis par les granulations, mais encore aux articulations.

M. Laveran concluait de la façon suivante : « il n'est pas étonnant de voir la tuberculose, qui se localise si souvent dans les séreuses viscérales, envahir quelquefois les séreuses articulaires : je serais même porté à croire que si on examinait avec soin les articulations chez les sujets qui meurent de tuberculose aiguë, on y trouverait assez souvent des granulations et cela expliquerait les *douleurs vagues dans les membres et les articulations*, dont se plaignent beaucoup les malades, mais, en général, on ne fait pas cet examen, et il a fallu que ces douleurs prissent un caractère d'acuité tout à fait inusité, pour que l'idée me soit venue d'ouvrir les articulations. La confusion possible de la tuberculose aiguë avec le rhumatisme articulaire aigu, est un fait clinique intéressant ; il faudra se défier à l'avenir de ces rhumatismes articulaires *qui s'accompagnent de pleurésie, de méningite, de péritonite, etc...; et qui se terminent par la mort*, lorsque l'autopsie n'aura pas été faite. »

OBSERVATION II (résumée).

M. Méry, *Bulletin de la Société médicale des Hôpitaux de Paris*, 18 juin 1903.

Fillette de six à sept ans, entrée pour de la fièvre et des douleurs articulaires qui parurent un peu modifiées par le salicylate; mais la fièvre ne tomba pas et l'on vit apparaître, presque immédiatement, des phénomènes de tuberculose pulmonaire, puis des hématuries, du gonflement du foie, toute l'évolution d'une tuberculose subaiguë, à laquelle la petite malade succomba rapidement.

OBSERVATION III (résumée).

Hobbs, *Presse médicale*, 25 février 1902.

Le début des accidents se produit par un gonflement brusque du genou droit, atteignant d'emblée des proportions considérables, accompagné de douleurs vives et de fièvre intense ; l'affection dure cinq mois et finit par céder ; cinq mois après, le malade ressent à nouveau une douleur dans la même articulation et présente une impotence complète, due à une demi-ankylose de l'articulation : quelques jours après, la fièvre s'allume et le malade présente tous les symptômes d'une méningite tuberculeuse ; à l'autopsie, on trouve des adhérences pleurales anciennes et des lésions récentes de granulie généralisée.

OBSERVATION IV

(Communiquée à la Société médicale des Hôpitaux, 18 octobre 1901, par M. F. Bezançon et extraite du *Bulletin de la Société médicale des Hôpitaux*, 24 octobre 1901.)

Pseudo-rhumatisme tuberculeux.
Tuberculose généralisée des séreuses.

X..., âgée de vingt-quatre ans, ne présente aucun antécédent tuberculeux et a toujours joui jusque-là d'une bonne santé, troublée seulement par quelques crises d'hystérie. Fille d'alcoolique, elle a un peu abusé du vin pur, de la bière et aussi des essences.

Le début de la maladie remonte au mois de février 1900 et se traduit par une faiblesse générale que rien n'explique en apparence et, de temps à autre, par des syncopes.

En juillet 1900, on constate pour la première fois une hydarthrose du genou, qui prend subitement un développement considérable et ne cède qu'au bout d'un mois, après compression énergique et applications de pointes de feu.

Cette hydarthrose est bientôt suivie de phénomènes articulaires qui rappellent la polyarthrite rhumatismale.

Toutes les grandes articulations sont le siège de douleurs extrêmement vives, de tuméfaction et de rougeur; les fluxions sont mobiles et ne se cantonnent guère plus de huit jours sur la même articulation.

La polyarthrite s'accompagne d'un état général grave avec anorexie totale, nausées, céphalalgie, fièvre oscillant entre 38 et 40 degrés.

Le sulfate de quinine, l'antipyrine, le salicylate de soude ne déterminent aucun soulagement.

Pendant six mois, les accès de polyarthrite avec fièvre élevée se succèdent sans interruption déterminant un état d'anémie extrême.

En décembre 1900, époque où nous voyons la malade pour la première fois, celle-ci souffre de l'articulation du coude et de l'épaule droite qui sont le siège d'un gonflement très marqué; la peau, au niveau de l'articulation, est rouge et chaude, extrêmement œdématiée; l'impression est qu'il s'agit de pseudo-rhumatisme infectieux, et non d'arthrite rhumatismale. La température est très élevée, aux alentours de 40 degrés, à grandes oscillations; les sueurs sont extrêmement abondantes, surtout la nuit.

La malade est d'une pâleur extrême; les muqueuses sont décolorées; à l'auscultation du cœur on perçoit un souffle systolique très intense au niveau de la pointe; le pouls est régulier.

L'examen de la poitrine décèle au niveau de la plèvre droite la présence d'un épanchement.

La rate est volumineuse et perceptible à la palpation sous le rebord costal.

La pâleur extrême de la malade, l'hypertrophie de la rate pouvant être symptomatique d'un état leucémique, l'examen du sang de la malade est pratiqué par le Dr Leredde, qui ne constate pas de leucocytose appréciable.

Dans l'hypothèse d'un kyste suppuré de la rate avec pleurésie de voisinage et pseudo-rhumatisme infectieux, nous pratiquons une ponction exploratrice de la plèvre, et retirons un liquide citrin, clair.

Le cyto-diagnostic de ce liquide, pratiqué selon la technique de Widal et Ravaut, révèle la présence de nombreux lympho-cytes, sans cellules endothéliales, ni leucocytes polynucléaires.

De décembre à avril, la malade continue à avoir de la fièvre à grandes oscillations, la température s'élevant parfois jusqu'à 41 degrés, l'accès s'accompagnant le plus souvent de sueurs pro-fuses; l'hyperthermie coïncide en général avec de nouvelles poussées d'arthrite, des coudes, des genoux, de la hanche: ces poussées s'espacent, d'ailleurs, de plus en plus, et finissent même par disparaître.

L'épanchement constaté au niveau de la plèvre gauche ne tarde pas à diminuer et des frottements succèdent au silence respira-toire qu'on percevait à la base du thorax. Les frottements sont d'ailleurs perçus dans toute la hauteur de la plèvre, aussi bien au sommet qu'à la base; on les perçoit aussi au niveau de la plèvre droite, mais en moins grand nombre.

Le ventre de la malade est tuméfié, douloureux spontanément et à la pression, surtout lorsqu'après avoir déprimé la paroi, on fait une décompression brusque; le tympanisme est extrême-ment marqué, et l'on constate tous les signes d'un épanchement libre dans la cavité péritonéale.

La malade a de l'anorexie, souvent des vomissements, des alternatives de diarrhée et de constipation.

En avril, pour la première fois depuis près d'un an, les pous-sées d'arthrite et de périarthrite disparaissent, les sueurs deviennent moins abondantes, l'appétit reparaît; cependant l'ané-mie reste extrêmement marquée et la malade a peine à se tenir debout; le souffle persiste à la pointe; la rate, extrêmement volumineuse, déborde de plusieurs travers de doigt les fausses côtes et tend à pointer du côté de l'ombilic. L'amélioration est de courte durée; la malade accuse une céphalée extrême, les urines deviennent rares, albumineuses et sanguinolentes, les membres inférieurs sont œdématiés. Après quelques semaines de régime lacté, l'œdème des membres inférieurs diminue, l'albumine disparaît et la malade peut quitter Paris pour la campagne.

Là, au bout de quelques jours, la fièvre qui avait été très peu élevée pendant les périodes précédentes, reparaît, accompagnée de frissons et de sueurs profuses ; la malade a du délire nocturne, de l'anorexie complète, elle vomit tous les aliments, même le lait ; le ventre est très ballonné, douloureux ; le foie est tuméfié ; la rate, extrêmement augmentée, descend jusqu'à l'ombilic ; dans le péritoine, on constate du liquide en assez grande quantité.

Dans les premiers jours de juillet la malade meurt, après avoir présenté de la raideur de la nuque, une agitation extrême et un état comateux terminal.

OBSERVATION V

M. F. Bezançon, *Bulletin de la Société médicale des hôpitaux de Paris*, 18 juin 1903.

X..., âgé de quarante ans, ne présente aucun antécédent héréditaire ou personnel de tuberculose ; il a toujours joui d'une excellente santé jusqu'en mai 1902, époque où il est forcé de s'aliter pour des accidents fébriles qualifiés de rhumatisme articulaire aigu ; toutes les grandes articulations, à son dire, ont été le siège de tuméfaction et de douleur ; malgré la médication salicylée, la crise dura quatre mois, mais finit cependant par guérir sans laisser de traces.

En décembre 1902, le malade se présente à la consultation pour de la dyspnée, de la toux : il est amaigri et fébricitant ; nous constatons les signes d'un double épanchement dans les plèvres et d'une ascite assez abondante ; les sommets des poumons sont le siège d'une infiltration tuberculeuse.

Les articulations ne présentent ni tuméfaction, ni douleur, et il n'existe aucun reliquat de la crise survenue sept mois auparavant.

OBSERVATION VI (inédite).

(Due à l'obligeance du Dr Schneider.)

Rhumatisme articulaire aigu tuberculeux précédant une pleu-
résie gauche. — Bacillose au début du sommet gauche.

R. J..., vingt-trois ans, cultivateur.

Père bien portant : souffre cependant souvent de douleurs rhumatismales généralisées. Mère vivante, souffrant souvent de l'estomac. Une sœur en bonne santé.

Personnellement, aucune maladie dans l'enfance.

Au régiment, le malade fut très bien portant jusqu'au mois de juin, époque à laquelle il eut une première attaque de rhumatisme généralisé : il resta pendant trois jours sans pouvoir remuer ni bras ni jambes ; les deux pieds étaient légèrement enflés au niveau des articulations tibio-tarsiennes Au bout de quinze jours de repos, le malade sort guéri de l'infirmerie.

14 octobre. — Le malade entre à l'hôpital Desgenettes pour une pleurésie gauche avec léger épanchement. Au sommet droit, on constate une légère augmentation des vibrations, de la submatité, une respiration rude.

Le malade est actuellement en convalescence.

OBSERVATION VII (inédite).

(Due à l'obligeance du Dr Schneider.)

Deux attaques de rhumatisme articulaire aigu tuberculeux
précédant une pleurésie gauche. — Bacillose ultérieure du
sommet droit.

J. G..., cordonnier, vingt-huit ans.

Père mort à soixante ans à la suite d'un accident : parfaite santé habituelle. Mère de cinquante-cinq ans, bien portante. Aucune tare rhumatismale dans la famille.

A l'âge de quatorze ans, le malade fut pris subitement de douleurs dans la hanche gauche : toute la nuit, la souffrance l'empêcha de dormir. Le lendemain, le genou droit, puis le genou gauche devinrent très douloureux, la marche très difficile. Il n'y aurait eu ni rougeur, ni tuméfaction.

A quinze ans, bronchite qui dura trois semaines. A dix-huit ans, rougeole.

Vers l'âge de vingt-deux ans, des douleurs apparurent dans toutes les articulations des bras et même des doigts de chaque côté ; G .. ne pouvait plus écrire pendant ces crises douloureuses qui disparurent aussi vite qu'elles apparurent, sans aucun traitement.

Ethylisme marqué.

19 mai 1903. — Il est pris de frissons, d'un point de côté, et entre à l'hôpital de Clermont-Ferrand pour pleurésie gauche, Amaigrissement notable, fièvre et sueurs nocturnes. La ponction fut faite et, au dire du malade, l'épanchement aurait été purulent ; aucun renseignement au point de vue de la cytologie de ce liquide.

Il rentre de nouveau à l'Hôtel-Dieu, dans le service de M. le Dr Chappet, en septembre, souffrant toujours de son point de côté gauche.

L'état du malade est mauvais : facies pâle, amaigrissement notable, température,

A l'examen : liquide dans la plèvre gauche, poumon infiltré du même côté. Respiration soufflante au sommet droit.

OBSERVATION VIII (résumée).

Recueillie par M. Patel dans le service de M. Jaboulay.

Syndrome à diverses reprises du rhumatisme articulaire aigu. A la fin d'une poussée rhumatismale, épididymo-arthrite tuberculeuse.

L. C..., quarante-quatre ans, peintre en voitures.

Rien à noter dans les antécédents héréditaires.

Personnellement, marié depuis vingt ans; femme bien portante; quatre enfants, dont deux morts, l'un à dix-sept mois de méningite tuberculeuse, l'autre à sept ans de bronchite.

Rien de particulier dans son enfance; à vingt ans, léger écoulement purulent des oreilles. Étant soldat, il eut une forte angine avec otorrhée et douleurs du côté du rocher et du crâne.

Ces phénomènes disparurent peu à peu; le malade avait fait soixante-dix jours de séjour à l'hôpital.

Quatre à cinq jours après sa sortie, il revint pour une attaque de rhumatisme articulaire aigu presque généralisée. Les douleurs s'atténuèrent au bout de quarante jours, sans traitement par le salicylate. Pas de complications viscérales.

Depuis cette attaque, élancements articulaires douloureux surtout aux genoux, mais jamais il ne s'est arrêté de travailler.

Il n'a jamais eu ni impaludisme, ni saturnisme, ni alcoolisme. Pas de blennorragie.

Le 20 mai 1889, il rentre à l'hôpital. Depuis quinze jours, il avait des douleurs vagues dans le talon, les jambes, les régions lombaires, puis successivement les épaules, les genoux se prirent et c'est avec le syndrome de rhumatisme articulaire aigu qu'il se présenta.

Articulations atteintes, rouges, œdématiées; impotence fonctionnelle complète, douleurs très vives.

Dès son arrivée, il est soigné à l'antipyrine et en prend 280 grammes en deux mois sans résultat. Mis ensuite au salicylate de soude pendant vingt jours, l'amélioration fut presque insensible. Pas de complications viscérales.

Au mois d'août 1899, tuméfaction dans la bourse gauche, brusquement en une nuit et après une poussée rhumatismale sur les membres inférieurs, qui aurait duré huit jours.

Au début d'octobre, légères douleurs au niveau de l'extrémité inférieure du scrotum, sans augmentation de volume de l'organe.

Au début de novembre, nouvelle poussée articulaire qui dure dix jours.

Depuis huit jours, modification de la peau à la partie inférieure du scrotum, qui devient adhérente, rouge et sur le point de s'ulcérer.

Aujourd'hui, on constate une épididymite tuberculeuse sur le point de s'ulcérer; en bas hydrocèle légère. Funiculite.

Cessation des douleurs articulaires depuis novembre.

Quelques craquements dans les épaules, surtout à droite Parties molles saines.

Pas d'amaigrissement, ni de tuberculose généralisée. Pas de manifestations cardiaques.

Deuxième variété.

OBSERVATION IX

(O. Mollière. *Leçons de clinique chirurgicale,* 1888.)

Et d'abord, quels sont les divers modes d'envahissement du pied par la tuberculose? La première forme est *d'emblée*, c'est la forme *rhumatismale aiguë*. C'est une forme rare, insidieuse. La malade a de la fièvre, le pied est tuméfié, parfois toutes les articulations sont prises. Je l'ai observée quelquefois, mais en particulier chez une jeune fille qui entra dans un service de médecine avec tous les symptômes d'un rhumatisme polyarticulaire aigu. Les symptômes de ce rhumatisme ne furent, en aucune façon, modifiés par le salicylate. La période fébrile une fois terminée, la malade fut envoyée dans mon service, car il restait, du côté du pied, une arthrite douloureuse, avec menace de suppuration. Toutes les autres articulations avaient repris, ou à peu près, leur aspect habituel, mais il y avait encore un peu de fièvre. Chez cette jeune fille, l'arthrite rhumatismale suppura; il y eut tumeur blanche du tarse; finalement, phtisie galopante. Avions-nous eu affaire à un rhumatisme se terminant par la tuberculose? Non, sans doute, l'inutilité du salicylate le prouve Méfiez-vous toujours des rhumatismes sur lesquels cet

agent n'a aucune prise. Ce sont alors des symptômes rhumatoïdes d'une autre infection. En faut-il un autre exemple que
celui du rhumatisme blennorragique? Bref, nous avions affaire,
dans ce cas-là, à une phtisie galopante commençant par la
périphérie. La jeune fille dont je vous parle mourut de tuberculose pulmonaire.

OBSERVATION X (résumée).

(Gazette hebdomadaire de médecine et de chirurgie, 4 nov. 1900).

*Rhumatisme articulaire aigu. Ostéo-arthrite tuberculeuse
conséculive. Arthrotomie. Mort de méningite tuberculeuse.*

L. C..., vingt ans, sans antécédents héréditaires particuliers.

Bien portant jusqu'à l'âge de dix-huit ans, il est atteint
brusquement à ce moment d'un rhumatisme articulaire aigu qui
frappe successivement les genoux, les articulations tibio-tarsiennes, les hanches ; au membre supérieur, seuls le coude et le
poignet droits sont atteints. Ces différentes arthrites présentent
les caractères ordinaires du rhumatisme articulaire aigu :
rougeur, chaleur, gonflement, douleur vive. Mais l'état général
reste bon, la fièvre est modérée, l'appétit conservé.

Au bout de deux mois, tous les symptômes disparaissent complètement ; sauf au genou droit où un peu de raideur et de
douleur persistent.

Quatre mois après, arthrite progressive de cette même articulation, avec tous les signes d'une arthrite fongueuse. On porte
le diagnostic d'ostéo-arthrite tuberculeuse du genou ; l'état
général est mauvais ; le malade ne tousse pas, mais il a maigri
beaucoup, l'appétit et les forces ont disparu.

M. Poncet qui observe le malade pratique sous l'anesthésie
des cautérisations profondes intra-articulaires avec le fer rouge,
puis le membre malade est immobilisé dans un plâtre.

Trois mois après, les douleurs ont disparu ; guérison apparente.

Six mois après, réapparition des divers symptômes précédents avec une nouvelle intensité. On pratique alors l'arthrotomie; on enlève une large plaque de fongosités et un véritable corps étranger du condyle interne. Cautérisations au fer rouge.

L'inoculation des fongosités au cobaye est positive.

Quatre mois après, les symptômes locaux se sont notablement amendés, mais le malade reste pâle et amaigri.

Mort trois mois après d'une méningite tuberculeuse.

OBSERVATION XI (résumée).

(Communiquée par M. le professeur Poncet à l'Académie de médecine, le 22 octobre 1901. Extraite de la *Gazette hebdomadaire de médecine et de chirurgie* du 27 octobre 1901.)

J. J.., quarante-neuf ans, voiturier, entré à l'hôpital le 29 juillet 1901, Antécédents héréditaires : sœur morte à vingt-six ans de tuberculose pulmonaire.

Antécédents personnels : à quinze ans, polyadénite cervicale ayant disparu sans traitement; à vingt-huit ans, sciatique droite, rapidement guérie, avec quelques récidives légères dans la suite. Rhumes assez fréquents. Boit 2 à 3 litres de vin par jour, deux absinthes et même davantage. Pas de syphilis.

Première attaque de rhumatisme il y a quinze mois; début brusque; pendant son travail de vives douleurs au niveau des genoux et des cous-de-pied survinrent rapidement; en quelques instants elles devinrent assez violentes pour empêcher la marche. Les jours suivants elles se généralisèrent à presques toutes les grandes articulations : épaules, coudes, poignets, etc., mais sans phénomènes objectifs, sauf aux genoux et aux cous-de-pied où il y eut de la tuméfaction et de la rougeur. En même temps, malaise général, mais pas de fièvre, au dire du malade.

Il entre à l'hôpital, le 3 août 1900, où il est soigné pour du rhumatisme articulaire aigu et traité par le salicylate de soude. Les douleurs articulaires des membres supérieurs disparaissent en quelques jours, mais celles des genoux et des cous-de-pied durent un mois, et, à sa sortie de l'hôpital le 11 septembre 1900, ces articulations sont encore le siège d'un gonflement indolore qui disparut peu à peu.

Rien de particulier jusqu'au 26 juin 1901, jour où apparurent de nouveau et aussi brusquement que l'année précédente des accidents analogues, mais localisés cette fois, uniquement au genou et au cou-de-pied droits (douleur, rougeur, tuméfaction). Le malade entre de nouveau en médecine où l'on porte encore le diagnostic de rhumatisme articulaire aigu. Température 38°5 le soir, pendant les premiers jours, puis peu à peu revient à la normale. Les lésions s'amendent et disparaissent du côté de l'articulation tibio-tarsienne, mais malgré le salicylate et l'antipyrine persistent au genou.

On envoie le malade en chirurgie. A ce moment, le genou droit était très tuméfié, la peau lisse, rosée.

La jambe était en demi-flexion sur la cuisse et les mouvements provoqués réveillaient une vive douleur, mais diffuse, généralisée à toute l'articulation, sans point fixe. Pas de fluctuation, ni d'empâtement fongueux. Pas de blennorragie. On porta le diagnostic de rhumatisme infectieux, de nature indéterminée. Toux peu fréquente ; gros râles de bronchites disséminés dans les deux poumons, Etat général satisfaisant.

Le genou est immobilisé dans un plâtre et dans l'hypothèse d'une syphilis méconnue, le malade est soumis pendant quinze jours à un traitement ioduré qui ne donne aucun résultat.

On pratique alors une ponction intra-articulaire qui donne quelques grammes d'un liquide séreux, louche, non purulent. Ce liquide injecté dans le tissu cellulaire de la cuisse d'un cobaye, entraîna une suppuration caséeuse des ganglions de l'aîne et la mort de l'animal au bout de douze jours.

A la même époque la séro-réaction pratiquée par le Dr Courmont fut nettement positive.

Aujourd'hui (octobre 1901), les symptômes locaux et généraux se sont notablement modifiés. Le genou est le siège d'un empâtement diffus, d'une rénitence fongueuse, effaçant tous les méplats articulaires et donnant à l'article une forme globuleuse. La rougeur a disparu, la peau est lisse et blonde. Les mouvements provoqués sont moins douloureux qu'au début. La douleur à la palpation est localisée en deux points fixes en dedans, au niveau de l'interligne articulaire et de l'extrémité supérieure du tibia. Les signes cliniques sont nettement ceux d'une ostéoarthrite tuberculeuse.

Le malade tousse ; amaigrissement, sueurs nocturnes, inappétence. A l'auscultation, on constate des râles fins et des craquements aux deux sommets, surtout à gauche.

OBSERVATION XII

(Recueillie par M. Mailland, extraite de la *Presse Médicale* du 14 septembre 1901.)

Rhumatisme tuberculeux. Arthrite tuberculeuse du genou gauche consécutive à des attaques de rhumatisme articulaire aigu, frappant à intervalles réguliers et depuis quinze ans ce genou et les deux cous-de-pied. Synovite à grains riziformes du poignet gauche. Mort de cachexie tuberculeuse. Granulie pleurale etc.

Antoinette B..., soixante-cinq ans, lingère, entre à l'Hôtel-Dieu, salle Sainte-Anne, service de M. le professeur Poncet, le 5 août 1900, pour une lésion du genou gauche.

Rien à noter dans les antécédents héréditaires.

Personnellement, la malade n'a jamais eu de maladies sérieuses; elle n'est pas mariée ; jamais de grossesse.

Il y a quinze ans, elle fut atteinte pour la première fois d'un rhumatisme articulaire subaigu, localisé aux deux articulations tibio-tarsiennes et au genou gauche, mais les symptômes furent beaucoup plus marqués aux deux cous-de-pied qu'au genou.

Cette première attaque dura une quinzaine de jours. Elle fut caractérisée surtout par de la douleur et de la tuméfaction ; la malade n'eut jamais de fièvre, ni de phénomènes généraux graves.

Au bout de quinze jours, Antoinette B.., put reprendre son travail. Depuis cette époque, elle a eu fréquemment des attaques semblables, et toujours aux mêmes jointures. Ces attaques étaient accompagnées souvent de vives douleurs, mais jamais de phénomènes généraux. L'état général était bon. Elle se contentait ordinairement de se soigner par le repos, car elle ne supportait pas le salicylate de soude. Elle fut examinée par différents médecins, qui tous portèrent le diagnostic de rhumatisme articulaire aigu. Elle s'enrhumait assez facilement, mais elle n'a jamais eu d'hémoptysie. Divers examens ne révélèrent aucun signe de tuberculose pulmonaire.

Pendant l'hiver de 1899-1900, elle fut exposée à différentes reprises à l'humidité, et souffrit plusieurs fois de son rhumatisme. Peu à peu celui-ci se localisa au genou gauche qui se tuméfia, et devint chroniquement douloureux. Elle fut atteinte, à cette époque d'une synovite du poignet.

C'est pour son genou gauche qu'elle vient à l'hôpital.

A son entrée. la malade est maigre, faible, sans appétit, mais elle ne tousse pas, et ne présente aucun signe de tuberculose pulmonaire.

Les deux articulations tibio-tarsiennes sont indemnes pour le moment, sauf des craquements qui se reproduisent dans tous les mouvements. De plus, ces mouvements, répétés plusieurs fois, deviennent un peu douloureux.

Synovite à grains riziformes des extenseurs du poignet droit, ayant débuté cinq ou six mois avant.

Le genou gauche présente des signes évident de tuberculose articulaire, d'une date certainement récente. La jambe est en demi-flexion sur la cuisse, qui est elle-même en abduction.

Le genou est globuleux; la peau lisse, et tendue, n'est pas enflammée.

Il n'existe pas de signes permettant d'affirmer la présence de liquide dans la synoviale, mais il y a un empâtement et un épaississement considérable de celle-ci, marqué surtout dans le cul-de-sac supérieur. Le diagnostic d'ostéo-arthrite tuberculeuse s'impose.

Les mouvements d'extension et de flexion spontanés ou provoqués sont très douloureux ; au toucher, on constate un point douloureux fixe, sur le bord antérieur du plateau tibial,

Ganglions dans l'aîne.

La malade, refusant toute intervention sanglante, est immobilisée dans un appareil plâtré.

Mort de cachexie, le 1er octobre.

L'autopsie, pratiquée vingt-quatre heures après la mort, révèle les particularités suivantes : granulations tuberculeuses abondantes sur les deux plèvres ; les poumons sont congestionnés, mais ne présentent pas de lésions caractéristiques. Du côté du genou gauche, on note un épaississement considérable de tissus péri-articulaires ; la synoviale est tapissée de fongosités, ostéite raréfiante sur le bord antérieur du tibia. Lésions d'une ostéo-tuberculose articulaire.

OBSERVATION XIII (inédite).

(Due à l'obligeance de M. le médecin-major Vialle).

A. V..., cavalier de seconde classe au 10e cuirassiers, vingt-deux ans, cultivateur avant son entrée au régiment. Aucun antécédent personnel, jamais de maladies vénériennes. Son père et sa mère vivent encore : cette dernière a souvent des douleurs, surtout pendant l'hiver. Trois frères plus âgés que lui, bien portants et trois sœurs dont une morte de fièvre typhoïde.

A dix-sept ans, il a eu sa première attaque de rhumatisme dans l'épaule droite, bientôt suivie de l'envahissement du coude et du poignet ; les douleurs sont légères, un peu de gêne dans les mouvements, un peu d'empâtement des articulations. Pas de fièvre. Cet accès dura deux mois et la médication salicylée n'amena qu'une amélioration légère.

Tous les ans, au commencement de l'hiver, le malade eut des

poussées semblables qu'aucun traitement ne réussit à faire disparaître complètement. L'état général restait bon.

Le malade entra au régiment en novembre 1902 et ne présenta rien de particulier jusqu'en janvier 1903. A cette époque, nouvelle attaque de rhumatisme qui le fit entrer le 4 janvier à l'hôpital Desgenettes où il demeura jusqu'au 30 avril. Douleurs de moyenne intensité, supportables, tuméfaction de l'épaule, puis du coude, du poignet et de la face dorsale de la main, du côté droit. Peu ou pas de fièvre. Lorsque la main droite se mit à enfler, les douleurs articulaires diminuèrent. Devant l'inefficacité du traitement, salycilate, antipyrine, quinine, électricité même, on crut avoir affaire un moment à un œdème nerveux.

Le malade fut envoyé en congé de convalescence de deux mois, eut une prolongation d'un mois et rentra au corps le 4 août. Envoyé de nouveau à l'hôpital militaire, il fut traité sans succès pour rhumatisme articulaire aigu jusqu'au 28 octobre, époque à laquelle les phénomènes inflammatoires s'étant plus particulièrement localisés à la face dorsale du métacarpe du côté droit, il fut dirigé sur un service de chirurgie.

Le diagnostic actuel est : rhumatisme articulaire aigu tuberculeux primitif ; ostéo-périostite bacillaire des second et troisième métacarpiens de la main droite, tuberculose au début du sommet gauche.

OBSERVATION XIV

(In thèse de H. Lévêque : *Essai de traitement des tuberculoses chirurgicales par les courants continus)*

Mlle T..., vingt-quatre ans et demi.

A un frère plus âgé qui, à l'âge de onze ans, a subi une résection du genou pour tumeur blanche.

Pas d'antécédents personnels notables, est enceinte de quatre mois et demi.

A la fin d'octobre 1902, a eu du rhumatisme aigu de l'articulation tibio-tarsienne droite, puis quelques jours après, du poignet droit. Entre à l'hôpital de Nîmes dans le service de médecine ; mais tandis que la tibio-tarsienne revient à l'état normal, le poignet droit devient de plus en plus impotent. Aussi, après l'insuccès complet d'une révulsion iodée intensive, la malade est envoyée en chirurgie avec le diagnostic d'arthrite du poignet.

Examinée à ce moment, la malade qui déclare souffrir beaucoup au moindre ébranlement ne peut pas élever son avant-bras au-dessus du plan du lit sans l'aide de sa main saine. L'avant-bras est en pronation, la main légèrement fléchie sur l'avant-bras et les doigts sur la main. L'impotence fonctionnelle est totale : la malade ne peut étendre complètement ses doigts, elle ne les fléchit volontairement que très peu ; le mouvement de supination est impossible.

Le poignet est tuméfié, la circonférence au niveau des extrémités inférieures des deux os de l'avant-bras a 23 millimètres de plus que du côté sain.

Au niveau de l'articulation radio-cubitale inférieure, il y a sur le dos du poignet une petite masse pseudo-fluctuante.

Une vive douleur à la pression prend naissance au niveau de l'interligne de l'articulation radio-cubitale inférieure, et surtout lorsqu'on tend à rapprocher les extrémités inférieures des deux os, quel que soit le point où l'on appuie.

Les mouvements passifs du poignet sont possibles sans douleur dans une petite étendue, sauf la supination et la. pronation forcée ; on ne perçoit pas de craquements.

La radiographie faite le 1er décembre par M. Garcin, de Nîmes, montre très nettement une petite encoche arrondie sur le radius, au niveau de l'articulation précitée : les bords de cette encoche sont flous, de même que ceux du cubitus à ce niveau.

L'état général est bon, la température normale.

Traitement par les courants continus. L'accouchement se passe normalement.

15 juin 1903. — La malade examinée de nouveau présente des mouvements normaux.

La malade à repris son travail.

Troisième variété,

OBSERVATION XV (résumée)

(In thèse Egmann, observation IX.)

*Rhumatisme articulaire aigu. Trois attaques dans l'espace
de six ans. Arthrite de l'épaule droite.*

G... A..., vingt-cinq ans, entre à l'hôpital le 14 décembre
1901.

Une sœur morte à vingt ans de méningite.

Personnellement, bonne santé jusqu'en 1897. Pas de blennorragie, ni de chancre.

En 1897, première attaque de rhumatisme articulaire aigu qui
dure trois mois. Salicylate (5 grammes par jour pendant vingt
jours (sans résultat).

En 1899, nouvelle attaque aux membres inférieurs.

La même année, après des travaux exagérés, douleurs dans le
poignet droit et un peu de gonflement.

Depuis le mois d'avril 1901, épaule droite douloureuse; début
brusque pendant la nuit.

Depuis deux mois, travail impossible. Epaule gonflée, mouvements douloureux; perte des forces.

Actuellement, assez bon état général, pas d'amaigrissement,
fonctions digestives normales.

Localement, épaule droite légèrement plus volumineuse que
l'autre dans son ensemble. La palpation ne permet de sentir
aucune fongosité, ni aucun cul-de-sac tendu à droite; elle décèle
de nombreux craquements assez gros dans les mouvements.
Deux points douloureux, l'un en avant, sur la face antérieure de
l'humérus, au-dessous de la tête, l'autre en arrière au point
correspondant.

Les mouvements d'élévation du bras sont normaux, mais

provoquent dans l'article une douleur qui s'irradie le long du paquet vasculo-nerveux, en avant. Le mouvement par lequel le malade porte sa main en arrière entre les deux épaules est très limité ; du côté sain, le malade peut toucher avec son poignet l'espace interscapulaire au niveau de l'épine. Du côté malade, au contraire, il peut à peine l'élever au-dessus de la région lombaire. Pas d'atrophie musculaire. Rien à l'auscultation des sommets.

OBSERVATION XVI (résumée) (inédite).

(Due à l'obligeance du Dr Michel.)

Polyarthrite subaiguë tuberculeuse et hyperostoses douloureuses précédant une éruption de tuberculides. Apparition ultérieure d'un double spina-ventosa. Rhumatisme chronique déformant tuberculeux.

C..., quarante-six ans, apprêteuse, entre à l'Antiquaille, salle Sainte-Agnès, le 1er mai 1903.

Pas d'antécédents héréditaires.

Personnellement, rien à signaler dans son enfance.

Mariée, à dix-sept ans, à un mari tuberculeux, avec qui elle vécut pendant vingt-deux ans, et qui mourut de phtisie pulmonaire.

Quatre enfants, l'un atteint d'ostéite tuberculeuse, un mort de phtisie pulmonaire ; les deux autres vivants et bien portants.

Il y a cinq ans, à la suite de revers de fortune, la malade, alors âgée de quarante et un ans, fut obligée d'exercer la profession d'apprêteuse.

Depuis un an, elle a beaucoup maigri (près de 15 kilogr., affirme-t-elle).

L'affection actuelle débuta, il y a sept mois, par des douleurs dans les deux tibias et par une extrême lassitude.

Peu après apparut du gonflement des deux genoux et, un

mois environ après ce début, survinrent des douleurs spontanées et fonctionnelles dans les deux poignets.

Vers la même époque (c'est-à-dire il y a six mois environ)
apparurent de larges papules d'un rouge sombre, infiltrées et
dures, de la dimension d'une pièce de 5o centimes, sur le dos
du poignet, puis sur l'épaule gauche.

Il y a un mois, apparition sous la narine gauche d'un petit
tubercule rougeâtre et dur.

En outre, il y a quatre mois, la malade présenta du spina-
ventosa de la première phalange du médius gauche et de la pha-
langine de l'index de la même main.

Deux mois après, elle se plaignit de douleurs de l'extrémité
inférieure du deuxième métacarpien droit. Ces douleurs s'accom-
pagnaient de gonflement assez marqué de la tête de cet os.

Actuellement la malade (douée autrefois d'assez d'embon-
point) est pâle et amaigrie. Les traits sont tirés, les gencives et
les conjonctives sont décolorées. Grande lassitude et anorexie
marquée.

Elle ne tousse pas et l'exploration de tous les viscères reste
négative. La malade est toujours atteinte de polyarthrite généralisée.

Jusqu'au commencement de juin 1903, la malade a eu fréquemment le soir des températures oscillant autour de 38 degrés.
C'est à peu près vers ce temps d'ailleurs que les épanchements des
deux genoux se sont peu à peu résorbés. Depuis cette époque,
la malade n'a plus d'élévation vespérale : les articulations des
genoux, poignets et cous-de-pied sont devenues progressivement moins douloureuses, bien qu'elles le soient encore et que
la malade garde toujours le lit.

Actuellement (28 juin 1903), il n'y a plus d'épanchement
appréciable dans aucune articulation. Depuis son entrée dans le
service, la malade a pris successivement 1 gramme puis 2
grammes de salicylate de soude par jour. Cette médication ne
semble avoir eu qu'une influence légère sur les phénomènes
douloureux articulaires. Les hyperostoses douloureuses des
tibias n'ont pas été du tout influencées par ce traitement.

Etat général meilleur.

5 novembre. — Amélioration considérable tant au point de vue local qu'au point de vue général. Les tuberculides ont presque disparu Du côté des articulations, il ne reste que des déformations de l'index gauche qui est incurvé, l'articulation phalangetto-phalanginienne est ankylosée dans la rectitude. A la main droite, arthralgie des articulations métacarpo-phalangiennes et augmentation de volume de la tête de la phalange de l'annulaire. Les articulations du poignet qui étaient très douloureuses ne le sont plus du tout. Les mouvements spontanés et provoqués sont normaux. Devant l'inactivité du salicylate de soude, on a tenté le traitement par l'iodure de potassium, à la dose croissante de 4 grammes jusqu'à 6 grammes. Il persiste encore des craquements dans les genoux et les épaules. La malade ne tousse pas du tout.

OBSERVATION XVII

(Recueillie par M. le Dr Labbé, dans le service de M. le professeur Debove. *In* thèse Gaillard (obs. XVI).

Polyarthrites subaiguës. Réaction à la tuberculine

Le malade entre à l'hôpital dans le service du Dr Debove pour une vive douleur et un gonflement des deux genoux, le 21 avril 1901.

Dans les antécédents héréditaires, on trouve sa mère et un frère morts de tuberculose.

Ce malade était bien portant avant le 2 février.

Il y a sept ans, il a eu une fluxion de poitrine (pas de pleurésie apparente).

Depuis le 15 janvier, il tousse très légèrement et depuis cette date également, il a été pris d'un écoulement blennorragique qui a duré jusqu'au 15 février, un mois après le début de la maladie actuelle.

Le deux février, le malade a été pris de douleurs dans la

cheville droite, douleurs assez légères pour ne pas le forcer à abandonner son travail.

Deux ou trois jours après, le genou gauche fut pris aussi. Ici, la douleur devient très vive ; le malade fut obligé de se mettre au lit, tout mouvement de sa jambe gauche était très douloureux, en même temps le genou enflait et devenait plus volumineux qu'il ne l'est actuellement.

Le malade fut traité à ce moment par le salicylate de soude, mais sans résultats.

Quinze jours après, le genou gauche restant dans le même état, le genou droit se prit à son tour et devint très rapidement comme l'autre.

Les autres articulations sont restées absolument indemnes. Etat général bon. Pas d'angine, un peu de fièvre.

Peu à peu la douleur a à peu près disparu, si bien que le malade a pu marcher pour venir à l'hôpital, mais le gonflement n'a pas sensiblement diminué depuis un mois.

A son entrée, le malade présente une arthrite très nette des deux genoux. Les jambes sont en légère flexion. Les mouvements imprimés aux articulations ne deviennent douloureux que lorsqu'ils sont étendus.

A la palpation de l'articulation on note que les culs-de-sac sont empâtés.

Des deux côtés on provoque facilement le choc rotulien.

On note un léger œdème de la jambe droite.

Les autres articulations sont libres.

L'examen des autres organes ne révèle rien d'anormal, sauf au cœur, où l'on entend au niveau de l'orifice aortique un souffle débutant immédiatement après le premier bruit et couvrant toute la systole. Ce souffle est assez fort et paraît débuter parfois avec la systole, souffle inorganique probablement ; il diminue par la position assise.

Le cœur n'est pas hypertrophié.

Pas d'albumine dans les urines. Pas de fièvre.

Traitement : compression.

26 avril. — Même état. Les genoux sont aussi volumineux et l'amaigrissement des jambes et des cuisses fait ressortir d'autant plus ce gonflement.

Traitement : pointes de feu.

2 mai — Le malade étant apyrétique depuis plusieurs jours, on fait une injection d'un dixième de milligramme de *tuberculine* au malade qui réagit le *3 mai* avec 38°2 de température à 1 heure du matin, 38 degrés à 7 heures du matin, 38° 6 à 7 heures du soir.

4 mai. — 1 h. matin.	. . . .	38°6
7 h matin.	. . . .	37°8
1 h. soir	. . . .	38°3
7 h. soir	. . . .	38°
5 mai. — 1 h. matin.	. . . .	38°4
7 h matin.	. . . .	38°1
1 h. soir	. . . .	38°2
7 h. soir	. . . .	37°8
6 mai. — 1 h. matin.	. . . .	37°7
7 h. matin.	. . . .	37°5
1 h. soir	. . . .	37°4
7 h soir	. . . .	37°6

7 mai. — La température est redescendue à la normale.

8 mai. — Le point où l'injection a été faite est légèrement empâté, rouge et douloureux à la pression. Cela peut expliquer la légère température de ce jour.

11 mai. — La température est redescendue à la normale ; la menace d'abcès a cédé à des pansements humides.

18 mai. — Actuellement, le malade est mieux. Les genoux sont encore volumineux, mais l'épanchement a diminué et il ne reste plus qu'un empâtement de l'articulation. Le malade peut se lever et marcher sans aucune douleur. Au genou gauche, on peut encore déterminer le choc rotulien.

Au cœur, le souffle existe toujours, mais nettement diminué et inorganique.

Traitement : compression.

Guérison.

OBSERVATION XVIII

(M. V. Griffon (sous les auspices de M. Dieulafoy.)

(Société médicale des hopitaux, 18 juin 1903.)

Le malade est un homme de trente-huit ans, vigoureux, bien bâti, exerçant la profession de journalier, souffrant depuis quelque temps au niveau du genou et du cou-de-pied droits, et mis de ce fait dans la nécessité de demander son admission à l'Hôtel-Dieu, où il est reçu le 28 octobre 1902, salle Saint-Cristophe, lit 15 service de clinique de M. le professeur Dieulafoy.

Il y a environ un mois qu'ont débuté les douleurs, progressivement, par petites poussées, d'abord à droite, dans le cou-de-pied, puis, deux jours après, dans le genou; Le malade les mettait à cette époque sur le compte de la fatigue et n'interrompit pas son travail.

Mais huit jours avant d'entrer à l'hôpital, il dut s'arrêter : les douleurs s'accrurent; vives et continues, elles étaient plus fortes le matin au réveil; le genou se tuméfia, et le malade dut prendre une canne pour faire quelques pas. Puis l'affection s'étend, passe du côté gauche, gagne les petites jointures, et, pendant trois jours, elle est presque généralisée. Ainsi, les articulations des doigts de la main droite et des orteils du pied gauche sont touchées, de même que les articulations sterno-claviculaires et même les temporo-maxillaires. Cet envahissement ne dure pas, et la sédation des phénomènes articulaires s'opère rapidement, excepté au niveau du genou et du cou-de-pied droits, qui, lors de l'entrée du malade à l'hôpital, offraient l'aspect suivant.

Le genou est élargi, augmenté de volume; la peau qui le recouvre n'est ni rouge ni chaude; la rotule se dessine encore, ainsi que les méplats latéraux, mais moins nettement que du côté opposé. La jambe est légèrement fléchie sur la cuisse; dans la région sus-rotulienne, le cul-de-sac sous-quadricipital bombe et fait une saillie étalée, au niveau de laquelle on peut percevoir la fluctuation. Le choc rotulien s'obtient aisément. L'exploration de la jointure ne provoque aucune douleur ; les mouvements sont effectués avec facilité.

L'articulation tibio-tarsienne est également le siège d'un léger épanchement, se traduisant par une certaine tuméfaction de la région. Les douleurs sont très modérées, n'empêchant nullement le sommeil.

La température, à l'entrée, est de 38°5 ; les urines ne contiennent ni sucre ni albumine.

L'auscultation du cœur et du poumon ne révèle rien d'anormal. L'examen du méat urinaire n'y décèle pas la moindre trace d'urétrite.

Jamais le malade n'a présenté, dans son passé, d'atteinte analogue. C'est la première attaque et elle n'a été précédée ni d'angine, ni de phénomènes généraux ; c'est tout au plus si, depuis quelques jours, une fièvre modérée s'est déclarée.

A vrai dire, les premiers temps du séjour du malade à l'hôpital, il n'y avait pas lieu de faire un autre diagnostic que celui de rhumatisme simple à allure lente et subaiguë ; et l'on prescrivit le salicylate de soude.

Mais bientôt l'erreur ne fut plus possible. La fièvre était tombée, mais localement il n'y avait pas d'amélioration. Si les phénomènes inflammatoires s'étaient amendés au niveau du cou-de-pied, par contre le genou était le siège d'un épanchement croissant et offrait tous les caractères d'une hydarthrose tenace, sans tendance vers la régression. La maladie avait effleuré d'abord un grand nombre d'articulations, puis elle s'était cantonnée sur le genou, à l'instar du rhumatisme blennorragique. Mais le malade n'avait pas, n'avait jamais eu la blennorragie. Il fallait donc, jusqu'à preuve du contraire, éliminer l'arthropathie gonococcique, puisque la porte d'entrée de l'infection faisait totalement défaut.

Tout ce qu'on relevait dans les antécédents du malade, c'est une rougeole vers l'âge de dix ans, et une grande facilité à s'enrhumer l'hiver, depuis l'âge de quinze ans, époque à laquelle il prend la profession de typographe. Il y a quatre ans, en avril

1898, il contracte la syphilis : chancre, roséole, plaques muqueuses buccales et scrotales, les accidents se succèdent sans affecter d'ailleurs la moindre gravité, Enfin, depuis deux ans environ, il souffre de l'estomac, à la suite d'excès de boisson : on l'a soigné à la consultation de l'Hôtel-Dieu pour une gastrite éthylique.

La syphilis est déjà bien ancienne pour qu'il y ait lieu de songer au pseudo-rhumatisme syphilitique, et il faut chercher ailleurs la cause de cette affection rhumatoïde

L'abondance de liquide épanché incite à pratiquer une ponction exploratrice. Le 1ᵉʳ novembre, après désinfection de la peau, on enfonce dans le cul-de-sac sous-quadricipital une longue aiguille préalablement stérilisée, comme la seringue, à l'autoclave à 115°, et on aspire 20 centimètres cubes d'un liquide séro-fibrineux, trouble et visqueux, que l'on inocule immédiatement au lit du malade, dans le péritoine d'un cobaye de 360 grammes. L'aiguille étant demeurée en place, on aspire de nouveau 20 centimètres cubes, destinés aux ensemencements et au cytodiagnostic.

Le cobaye succombe quelques heures après, par intoxication, et l'autopsie montre dans le péritoine le liquide intact, non résorbé.

Les *ensemencements* en bouillon et sur gélose demeurent stériles, de même que la culture sur sang gélosé, ce qui permet d'éliminer le gonocoque.

L'examen cytoscopique devait être du plus grand intérêt.

Cytodiagnostic. — Le liquide, très fibrineux, brassé avec des perles de terre, suivant la technique de MM. Widal et Ravaut, est ensuite soumis à la centrifugation, et le dépôt obtenu est étalé sur trois lames que l'on colore, l'une à la thionine, l'autre au triacide d'Ehrlich, la troisième au bleu de méthylène.

L'examen microscopique de ces préparations nous montre alors des éléments cellulaires abondants et constitués par des lymphocytes. On trouve en plus quelques globules rouges et quelques rares éléments se colorant mal, mais qui ne sont certainement pas des polynucléaires.

L'hypothèse de pseudo-rhumatisme tuberculeux, un moment agitée, prenait corps à la suite de cette constatation, mais il fallait l'étayer sur des preuves expérimentales Aussi, deux jours après, le 3 novembre, on pratique une nouvelle ponction du genou, et l'on retire 6o centimètres cubes de liquide. On ne vide pas complètement l'hydarthrose.

Inoculations. — Un cobaye de 570 grammes reçoit dans le péritoine 20 centimètres de liquide, à sa sortie du genou, au lit du malade. L'animal meurt d'intoxication la nuit suivante.

En prévision de cette éventualité, un cobaye de 470 grammes avait reçu en même temps, dans le péritoine, une dose moitié moindre, 10 centimètres cubes. Il survit et est mis en observation.

Enfin, les 3o centimètres cubes restants sont inoculés, en deux piqûres, sous la peau d'un cobaye de 49o grammes, qui supporte également bien l'injection Les jours suivants, au niveau des tuméfactions provoquées par le liquide fibrineux, apparaissent deux escarres qui finissent par s'éliminer, et nous nous gardons bien de prendre ces lésions pour des chancres tuberculeux, sachant, par expérience, que la fibrine inoculée a cette action nécrosante sur les téguments et que la cicatrisation ultérieure de la lésion accidentelle met hors de cause tout processus tuber-culeux.

Au bout de plusieurs mois d'attente, nous nous décidons à sacrifier nos animaux. Le cobaye à l'injection intra-péritonéale est mis à mort le 10 février, c'est-à-dire plus de trois mois après l'inoculation. L'autopsie révèle deux granulations tuberculeuses, de couleur silex, le long du bord postérieur du lobe inférieur du poumon gauche.

Le cobaye à l'injection sous-cutanée n'est sacrifié que plus tard, le 27 mars, c'est-à-dire quatre mois et vingt-quatre jours après le début de l'expérience. L'autopsie montre un tubercule dans le lobe supérieur du poumon droit, une autre granulation dans le lobe inférieur du poumon gauche, et deux petits tuber-cules dans la rate.

Ainsi, les deux animaux qui avaient reçu le liquide articulaire

et n'avaient pas succombé immédiatement du fait de la toxicité
de ce liquide, ont présenté dans la suite des lésions de tuberculose expérimentale. Les résultats des recherches que nous pour-
suivons, avec M. Bezançon, sur l'action des divers échantillons
de bacille tuberculeux chez les animaux de laboratoire, nous
permettent de conclure que, dans cette circonstance, le bacille
inoculé devait être d'une virulence extrêmement atténuée.

Le diagnostic était désormais établi, mais le malade était
depuis longtemps guéri : moins d'un mois après la ponction, le
liquide de l'hydarthrose s'était résorbé, et l'on ne trouvait plus
qu'un certain degré d'épaississement de la synoviale du genou.
Parti en convalescence à l'asile de Vincennes, à la fin de novembre, le malade est revenu nous voir vers le milieu de décembre,
et la guérison se maintenait. Il nous a formellement promis
d'accourir, si le moindre trouble survenait dans sa santé. Il est
vraisemblable qu'il se porte bien aujourd'hui, puisqu'il n'est pas
revenu nous consulter à l'Hôtel-Dieu.

PATHOGÉNIE. — ÉTIOLOGIE

Les conditions favorables au développement du rhumatisme tuberculeux sont celles de la tuberculose en général, mais : « qu'une inoculation bacillaire se fasse chez un sujet résistant, que cette inoculation soit elle-même en quantité minime, que sa virulence soit atténuée, ce sont autant de conditions favorables pour que les lésions se développent lentement, sourdement et se caractérisent surtout par des productions inflammatoires, à tendance fibreuse, cicatricielle. Si l'action du bacille de Koch est alors arrêtée par les phénomènes réactionnels de défense, avant l'élaboration des produits caséeux et la diffusion des toxines dans l'organisme, il est à prévoir que les lésions resteront localisées, et qu'elles n'auront sur l'état général qu'un retentissement minime ou nul[1] ».

Il y a lieu alors de se demander, en présence du rhumatisme articulaire aigu, avant-coureur de la tuberculose, si ce rhumatisme est dû, ou à une localisation articulaire, ou à une action toxique du bacille de Koch.

[1] MM. A. Poncet et M. Mailland ; *Rhumatisme tuberculeux.*

Certes, la présence des bacilles a été révélée plusieurs fois dans les articulations attaquées, soit directement (obs. I, M. Laveran), soit par l'évolution même des arthropathies qui aboutissent, à un moment plus ou moins éloigné de leur début, à l'ankylose fibreuse ou à une tumeur blanche (obs. XI, M. Poncet); elle est confirmée aussi (obs. XVIII, MM. Dieulafoy et Griffon) par des inoculations du produit recueilli dans l'intérieur des articulations où le pseudo-rhumatisme s'est fixé.

Rapporter à une localisation du bacillle de Koch, des lésions articulaires capables de guérir eût semblé, jadis, en désaccord, avec les notions admises sur les manifestations de cet agent pathogène, manifestations considérées comme incurables. La curabilité est pourtant réelle pour une autre tuherculose des séreuses, la pleuro-tuberculose de M. Landouzy : il en est encore de même dans les lésions ganglionnaires, cutanées, dans certaines péritonites bacillaires.

L'expérimentation elle-même semble donner raison à cette action directe du bacille. Les expériences de MM. J. Courmont et Dor[1] sont à cet égard démonstratives : des inoculations de culture de bacilles de Koch, entretenue depuis plusieurs années et atténuée, faites à des lapins, produisirent chez ces animaux des lésions articulaires semblables à celles des tumeurs blanches et, dans quelques articulations, on eut l'analogue du rhumatisme articulaire aigu chez l'homme.

Pour M. le professeur Poncet, cette présence des

---

[1] MM. Courmont et Dor, Société de biologie, 1901 et 1900.

bacilles dans les exsudats importe peu, au point de vue du mode de production des lésions : *ces dernières sont dûes aux toxines.*

La toxine à elle seule, en effet, est capable de produire des complications articulaires : ne voyons-nous pas dans la diphtérie, infection dans laquelle le bacille de Löffler reste localisé au pharynx, des complications articulaires ? A supposer même que l'on cherche à expliquer le rhumatisme tuberculeux primitif par la présence non diagnosticable, dans l'organisme d'un foyer latent, ganglionnaire ou autre de tuberculose, cette hypothèse n'enlève rien au rôle de la toxine tuberculeuse.

Les séreuses sont particulièrement aptes à réagir contre la toxine tuberculeuse : cela nous explique la fréquence du rhumatisme articulaire aigu primitif d'origine bacillaire.

Pour que la toxine agisse, il faut qu'elle rencontre de la part du terrain des conditions favorables.

C'est surtout de vingt à trente ans, époque des fatigues les plus nombreuses, chez l'homme comme chez la femme, que l'on observe le plus souvent le rhumatisme tuberculeux primitif, mais il existe aussi dans l'enfance[1] et la vieillesse.

Au point de vue étiologique, l'hérédité tuberculeuse des ascendants ne se rencontre pas toujours. Dans nos observations, une seule fois nous trouvons une mère morte de tuberculose. Particularité qui mérite d'atti-

---

[1] Andrieu, Thèse de Lyon, 1903. *Le rhumatisme tuberculeux chez les enfants.*

rer l'attention, deux fois nous avons noté le rhumatisme articulaire aigu dans les antécédents héréditaires
(obs. VIII, XIII).

Les antécédents personnels ou collatéraux sont au
contraire presque toujours chargés, soit que, personnellement, il s'agisse d'alcoolisme, d'hystérie (obs. V),
d'un état marqué de faiblesse, même de légères manifestations paratuberculeuses, soit surtout que l'on rencontre chez les frères ou sœurs, chez le mari ou la
femme, chez les enfants, des affections nettement tuberculeuses. Ce sont, en effet, les cas les plus nombreux.

Tous ces renseignements seront donc d'une importance considérable au point de vue du diagnostic
précoce.

FORMES CLINIQUES ET SYMPTOMATOLOGIE

Le rhumatisme articulaire aigu tuberculeux primitif, se présente généralement sous deux formes, la première, la moins importante, la forme arthralgique n'étant souvent que le prélude de la seconde, la forme aiguë rhumatismale.

Les *arthralgies*, signalées depuis longtemps chez les tuberculeux avérés (Beau, Perroud, Weill), existent aussi comme premier signe de la tuberculose : provoquées ou spontanées, elles sont généralement légères, imprécises, se rencontrant au niveau de toutes les articulations, et accompagnées fréquemment des autres manifestations articulaires du rhumatisme tuberculeux, myalgies, névralgies, sciatiques, etc. Malgré le vague de leurs symptômes, à cause même de ce manque de précision elles présentent une certaine importance clinique, ne devant pas être confondues (confusion d'autant plus facile que ces douleurs siègent de préférence au niveau des portions juxta-épiphysaires des os longs) avec des ostéites, avec des douleurs de croissance.

Se fixant avec persistance sur une ou plusieurs articulations, ces arthralgies deviennent l'indice d'une attaque aiguë du rhumatisme tuberculeux.

L'*arthrite rhumatismale aiguë* débute le plus souvent brusquement sans prodromes, ce qui rend difficile, souvent même impossible, d'en reconnaître immédiatement la nature véritable.

La douleur existe toujours, mais généralement supportable, de moyenne intensité. Dans certains cas cependant, par sa seule présence, elle provoque de l'impotence du membre atteint, empêchant le malade d'écrire (obs. VI) ou de marcher (obs. VII).

La température est peu élevée le plus souvent, nulle parfois. L'état général reste bon ; le malade ne présente pas le facies du vrai rhumatisant : dans une seule observation nous notons la coexistence d'un souffle cardiaque (obs. XVII). Si les artropathies durent longtemps, tous les signes de l'infection générale s'installent peu à peu et, sauf dans les cas qui guérissent, soit complètement, soit par arthrite ou rhumatisme chronique, l'amaigrissement devient rapide, la fièvre s'allume : on a alors tous les symptomes d'une tuberculose osseuse ou viscérale.

La tuméfaction se rencontre dans tous les cas, mais n'a pas les caractères précis du rhumatisme articulaire aigu franc. Rougeur, élévation de la température locale manquent rarement. Peu ou pas de liquide épanché.

Comme siège, le rhumatisme tuberculeux primitif semble avoir une prédilection marquée pour le genou (une fois sur deux dans nos observations), puis viennent, par ordre décroissant, la tibio-tarsienne, le poignet, le coude, la hanche. Il peut être généralisé dans les formes graves ; parfois, rarement monoarticulaire ; le plus souvent, il occupe deux ou trois articulations au maximum, il est surtout *oligo-articulaire.*

Des plus variables dans sa durée, cette affection peut ne donner qu'une seule attaque de longueur indéterminée persistant parfois pendant six mois (obs. XI). Il peut être mobile, passant tous les huit jours à une autre articulation (obs. V) ; mais, ce qui le distingue du rhumatisme franc, il revient rarement à la première articulation malade.

Cette description des symptômes du rhumatisme tuberculeux primitif ressemble donc à celle de tous les rhumatismes infectieux. M. le professeur Poncet insiste sur le début plus brusque, sur la douleur plus ultra-articulaire pour le distinguer du rhumatisme vrai. Ces différences ne suffisent pas à séparer complètement les deux affections, les manifestations articulaires tuberculeuses primitives ayant parfois même mobilité, même curabilité que le rhumatisme franc aigu.

Quant au mode de terminaison, le classement de nos observations l'a déjà indiqué :

1° Après l'apparition brusque, chez les sujets en pleine santé ou paraissant l'être, des phénomènes articulaires douloureux, généralisés souvent, fébriles, se manifestent des symptômes de tuberculose. La période rhumatismale primitive est courte, une seule attaque en règle générale, les arthropathies s'amendent progressivement ou persistent jusqu'à la fin, dominées par les symptômes généraux d'une infection bacillaire qui, tantôt est généralisée (obs. I, II, III, IV) tantôt donne des lésions pulmonaires (obs. V, VI, VII), tantôt une affection tuberculeuse, plus localisée (obs. VIII).

2° C'est la forme la plus commune, celle dans laquelle le rhumatisme articulaire prend des caractères d'une arthrite fongueuse, d'une tumeur blanche (obs. de IX à XV) qui évoluent parfois très lentement, laissant croire souvent à du rhumatisme chronique. Dans cette seconde classe, l'affection s'est localisée au début à deux ou trois articulations au plus, persistant plus longuement dans celle qui sera plus tard le siège d'une manifestation plus grave de la tuberculose. C'est dans ces cas aussi que les attaques de rhumatisme sont en général multiples, ayant une préférence marquée pour les grandes articulations.

3° La dernière modalité de terminaison de cette manifestation articulaire de la tuberculose, modalité qu'il serait important de bien connaître, mais que rien jusqu'ici ne permet de déceler au début, comprend les cas, les moins nombreux il faut bien le dire, où l'envahissement des articulations fait place, au bout d'un temps plus ou moins long, soit à une disparition complète, totale des phénomènes inflammatoires, à une guérison réelle, soit à une arthrite sèche ou à une arthropathie chronique. Les grandes articulations sont-elles prises, les lésions terminales se rapprochent plutôt de l'arthrite sèche ou de l'arthrite ankylosante plastique (obs. XV). Dans les cas de guérison, on a affaire pendant un certain temps à une hydarthrose banale ou à de simples phénomènes inflammatoires promptement guérissables. Mais rien dans l'invasion des articulations, rien dans les symptômes (ci ce n'est peut-être (obs. XVI) l'apparition très rapprochée du début du rhumatisme, d'une tuberculose cutanée), rien ne nous laisse prévoir cette heureuse terminaison.

DIAGNOSTIC

En présence d'un rhumatisme qui n'a pas l'aspect clinique de la maladie de Bouillaud, en l'absence de toute maladie infectieuse pouvant expliquer ce rhumatisme, il faut penser au rhumatisme articulaire aigu tuberculeux primitif.

A l'aide des symptômes seuls, il est bien difficile de diagnostiquer cette polyarthrite tuberculeuse primitive et ce n'est bien souvent que rétrospectivement que leur diagnostic peut être établi. Dans la grande majorité de nos observations, pour ne pas dire dans toutes, les malades furent d'abord traités pour du rhumatisme articulaire aigu franc. L'*inefficacité du traitement* peut donner l'éveil au médecin, mais elle ne le met pas fatalement sur la piste du rhumatisme tuberculeux qui se confond, en cela aussi, avec les autres rhumatismes infectieux.

La recherche des antécédents, sur l'importance desquels nous avons insisté en parlant de l'étiologie pourra souvent permettre un diagnostic. La connaissance des antécédents héréditaires, quelquefois, mais *surtout des antécédents personnels* sera d'un grand secours : chez ces rhumatisants spéciaux, les affections anciennement dénommées scrofuleuses, les tares tuberculeuses des frères, des sœurs, des enfants, du mari ou de la femme sont à rechercher avec soin, avec d'autant plus de soin qu'un traitement précoce approprié pourra peut-être amener une guérison complète.

En l'absence de tout signe précis permettant de déceler au début cette affection tuberculeuse, vis-à-vis d'un malade sur le diagnostic duquel on hésite, c'est aux procédés du laboratoire qu'il faut alors avoir recours, mais eux non plus n'ont pas une valeur absolue.

Les premiers procédés sont directs, s'adressent au liquide articulaire retiré par ponction ; les seconds indirects, comprennent la séro-réaction et les injections de tuberculine.

I. La *recherche directe du bacille de Koch* dans le liquide articulaire est un moyen insuffisant, même après centrifugation. Cette recherche est souvent négative, témoignant ainsi de la présence d'un nombre très restreint de bacilles ou plutôt, de leur absence, ce qui serait une preuve de plus en faveur de l'origine toxinique de ces arthropathies.

Nous en dirons autant des *cultures du liquide articulaire*, cultures rendues faciles par la découverte, par M. Bezançon et Griffon, d'un milieu de culture très favorable au développement du bacille de Koch, la gélose au sang glycérinée, permettant de déceler la présence du bacille, même dans des cas où sa virulence est trop faible **pour** produire la mort du cobaye.

L'inoculation du liquide articulaire aux animaux

présente des difficultés de réalisation : le liquide intra-articulaire n'est pas en extrême abondance et même il manque souvent. De plus, l'expérimentateur est obligé d'attendre des semaines et, parfois des mois, le résultat de ses inoculations. En outre, la preuve expérimentale fournie par cette méthode « possède une valeur absolue quand le résultat est positif, mais les résultats négatifs doivent être interprétés ». Cette méthode a donné, dans les cas qui nous occupent, des résultats positifs (obs. XI, XVIII), fixant le diagnostic.

Les recherches de MM. Widal et Ravaut ont montré que l'étude des cellules éparses dans l'exsudat des pleurésies fournit des indications de première importance et peut conduire à une *cytodiagnostic*. La cytoscopie du liquide articulaire a permis à MM. Dieulafoy et Griffon d'établir un diagnostic de rhumatisme articulaire aigu tuberculeux primitif (obs. XVIII).

II. Parmi les procédés d'investigation indirecte, citons en premier lieu :

Le *séro-diagnostic*. C'est M. P. Courmont qui montra le pouvoir agglutinatif des sérosités pathologiques. Le 24 novembre 1900, à la Société de biologie, il concluait ainsi : « Le diagnostic de la nature des épanchements des séreuses par la séro-agglutination du bacille de Koch par ces sérosités elles-mêmes, constitue le procédé le plus rapide de diagnostic expérimental. Une séro-réaction positive est un signe de très grande valeur en faveur de la tuberculose. Une séro-réaction négative ne constitue qu'une présomption en sens inverse, puisque certains épanchements tuberculeux ne donnent pas l'agglutination. » Ce sont du reste les tuberculoses les moins graves ou les moins avancées, celles qui par conséquent cadrent bien avec le rhumatisme tuberculeux primitif, qui donnent les agglutinations les plus accusées. Résultat positif, par cette méthode, dans l'observation XI.

La seconde méthode indirecte pouvant apporter un argument sérieux en faveur de la nature tuberculeuse d'un rhumatisme que rien ne nous explique, méthode délicate et qu'il faut manier avec précaution, consiste dans les *injections de tuberculine.*

La tuberculine brute est nn extrait glycériné de cultures pures du bacille de Koch. Présentée par Koch en 1890, comme ayant non seulement une valeur diagnostique, mais encore des propriétés curatives et vaccinantes, des travaux lyonnais[1] ont montré que ce liquide prédisposait au contraire à la tuberculose et tuait rapidement le tuberculeux : chez l'homme sain, indemne de toute tuberculose, une dose de 1 centigramme suffit déjà à provoquer une réaction thermique.

Si l'on veut employer la tuberculine pour dépister le rhumatisme tuberculeux, il faut donc être très prudent et n'injecter que des fractions de milligramme. Les accidents provoqués, fièvre persistante chez un tuberculeux jusque-là apyrétique, symptômes d'empoisonnement, sont évités si l'on n'emploie la tuberculine qu'à dose infinitésimale et si l'on a soin de se

[1] J. Arloing, Rodet et J. Courmont *Étude expérimentale sur les propriétés attribuées à la tuberculine de Koch* (in *Annales de l'Université de Lyon*, 1892).

servir de tuberculine fraîche, aseptique. La dose employée par M. Labbé (obs. XVII) a été de 1 dixième de milligramme et suivie de réaction[1].

Tels sont les moyens que nous offre le laboratoire : les uns sont infidèles, les autres trop longs, un autre dangereux. Le plus rapide, le plus pratique est la séro-réaction qui, elle-même, n'a pas toujours une valeur absolue.

En résumé, en face d'un rhumatisme que rien ne semble expliquer, il faut, comme le dit M. le professeur Poncet, songer à la tuberculose. Les symptômes ne nous éclaireront pas souvent, les antécédents parfois vous mettront sur la voie, la séro-réaction confirmera le diagnostic.

---

[1] *La cryoscopie des urines* pourrait peut-être, elle aussi, être employée : mais cette étude, à notre connaissance, n'a encore été faite que dans les diverses formes cliniques de la tuberculose *pulmonaire* (Ribaut, th. de Lyon, 1903).

PRONOSTIC ET TRAITEMENT

Nous avons vu, en parlant des formes cliniques du rhumatisme articulaire aigu tuberculeux primitif, ses différentes terminaisons : guérison, tuberculoses osseuses et articulaires, tuberculoses viscérales. Son pronostic est donc des plus variables, mais le fait seul qu'il peut guérir ou laisser une longue survie mérite d'attirer particulièrement l'attention. En fait, en lui-même il n'est pas dangereux et ses complications le sont rarement. Un diagnostic précoce, un traitement approprié, immédiatement établi auront donc une influence considérable sur l'avenir du malade.

Son pronostic semble, en général, meilleur que celui du rhumatisme évoluant au cours d'une tuberculose ; les cas de granulie généralisée apparaissant quelques jours après un rhumatisme tuberculeux sont heureusement les plus rares ; les formes qui se terminent par des lésions pulmonaires ne sont pas toutes incurables : une pleurésie, une lésion commençante des sommets, une épididymite sont justiciables d'un traitement régulier que malheureusement le malade, trop souvent, est dans l'impossibilité de suivre. Mais, en dehors des conditions individuelles, d'hérédité, de milieu social, le pronostic est plutôt rassurant.

Les lésions articulaires et osseuses, elles-mêmes, n'ont pas, en général, la même gravité que celles qui s'établissent d'emblée chez les tuberculeux. Ce qui rend encore leur pronostic particulièrement favorable, ce sont les beaux résultats que l'on obtient chez cette catégorie de rhumatisants quand, malgré tout, on est obligé d'intervenir : chez eux, après des résections totales, on a des néo-articulations vraiment utiles : « le périoste, les tissus voisins, irrités, enflammés, mais non détruits comme dans les autres ostéo-arthrites tuberculeuses, plus virulentes, ont conservé toutes leurs propriétés ostéogéniques. »

Il en est enfin, de ces rhumatisants, et il ne faut pas l'oublier, qui guérissent, les uns complètement, les autres entrant alors dans la grande classe des *arthritiques tuberculeux*, à lésions bénignes, n'influençant pas l'état général.

Grande importance donc d'établir rapidement le diagnostic : nous avons montré qu'il est souvent difficile mais non pas impossible, qu'il faut surtout y penser. Une fois diagnostiqué, le rhumatisme articulaire aigu tuberculeux primitif est justiciable d'un traitement général et d'un traitement local.

Le *traitement général* sera celui de tous les tuberculeux, ce sera surtout un traitement hygiénique : le repos ou un travail modéré, une bonne alimentation et même la suralimentation, les toniques, les vins généreux, la vie au grand air, à une certaine altitude ou aux bords de la mer, toute une hygiène bien comprise associée à une médication constituante,

Traitement local : L'élément douleur est souvent

calmé par la cryogénine, à la dose de 5o à 1 gr. 25 par jour. On pourra en cas d'insuccès essayer l'aspirine, l'hédonal aux mêmes doses. Des malades se trouvent bien de la chaleur, d'autres du froid : les vésicatoires sont d'une efficacité incontestable.

L'immobilisation à laquelle on ajoutera la révulsion locale s'impose, surtout lorsqu'il s'agit d'une arthrite mono-articulaire : on préviendra ainsi les arthrites fougueuses, suppurées. Le massage, les frictions, les séances progressives de mobilisation lutteront contre les raideurs articulaires, contre la tendance à l'ankylose.

Le traitement dans une station thermale est plutôt contre-indiqué : « beaucoup de rhumatisants guérissant mieux avec l'huile de foie de morue que par les bains. »

Il n'en est pas de même de l'heureuse action de l'héliothérapie locale : les bains de soleil prolongés donnent de merveilleux résultats.

Dans le rhumatisme tuberculeux primitif de longue durée, tendant à la chronicité, peut-être pourrait-on essayer le traitement par les courants continus, préconisé par le Dr Lévêque, pour les tuberculoses chirurgicales (obs. XIV [1]). Voici ses conclusions :

« Nous voyons que nos observations comptent une majorité de succès ; quant aux autres, le courant n'a pas par lui-même réveillé ou excité un foyer tuberculeux : il en aurait peut-être même plutôt ralenti l'évolution.

[1] Lévêque, th. de Lyon, 1go3, *Essai de traitement des tuberculoses chirurgicales par les courants continus.*

« Loin donc d'admettre que les courants continus sont dangereux, nous dirons que dans les affections tuberculeuses prises dès le début ou lorsque leur marche est lente, leur application peut rendre de grands services en aidant l'organisme à se guérir lui-même.

« Nous croyons que la meilleure façon de les utiliser est d'employer des courants de haute intensité avec de larges électrodes, c'est-à-dire de densité élevée et pendant des séances longues et fréquentes. Le pôle positif étant placé sur le point malade, l'intensité sera augmenté lentement jusqu'à ce que l'électrode négative soit perçue nettement, mais non douloureusement. »

Quoi qu'il en soit de ce traitement, qui est encore à expérimenter dans le rhumatisme articulaire aigu tuberculeux primitif, ce qu'il importe surtout de soigner, c'est l'état général : il faut avant tout songer au malade qui, simple rhumatisant aujourd'hui, atteint d'une affection légère, peut devenir plus tard un tuberculeux.

Empêcher un rhumatisant tuberculeux de devenir un tuberculeux à lésions graves est une œuvre de prophylaxie individuelle et sociale.

CONCLUSIONS

Parmi les manifestations rhumatismales tuberculeuses, il existe un rhumatisme articulaire aigu tuberculeux primitif, avant-coureur de toute autre bacillose
apparente

Ce rhumatisme peut être l'unique symptôme d'une
tuberculose bénigne, guérissable ou n'être que le pré-
curseur d'une atteinte osseuse, articulaire ou viscérale,
plus ou moins grave de la bacillose.

Son diagnostic repose moins sur ses symptômes qui
sont peu différents de ceux du rhumatisme infectieux
ou même du rhumatisme franc, que sur la connaissance
des antécédents du malade, sur l'échec du traitement
salicylé, sur le contrôle que nous apportent les différents procédés de laboratoire capables de déceler la
tuberculose.

Ses modes de terminaison nous montrent la variabi-
lité de son pronostic, rassurant au point de vue vital,
dans la grande majorité des cas.

Ce pronostic dépend de la précocité du diagnostic,
celui-ci permettant d'établir dès le début un traitement
approprié, général et local, qui empêchera souvent le
rhumatisme d'évoluer vers une forme plus grave de
tuberculose.

Nous avons réuni dix-huit observations de rhumatisme tuberculeux primitif. Ce nombre peut s'accroître aisément, l'attention étant appelée sur cette nouvelle modalité articulaire de la tuberculose.

INDEX BIBLIOGRAPHIQUE

ANDRIEU, thèse de Lyon, 1903. *Rhumatisme tuberculeux chez les enfants.*

H. BARBIER, Sur les phénomènes extra-pulmonaires de la tuberculose à la période de germination. Rhumatisme tuberculeux chez l'enfant *(Bulletin médical,* 21 mars 1903).

BÉRARD et MAILLAND, Rhumatisme tuberculeux ou pseudo-rhumatisme infectieux d'origine bacillaire *(Gazette hebdomadaire de médecine et de chirurgie,* 4 novembre 1900).

BEZANÇON, Pseudo-rhumatisme tuberculeux. Tuberculose généralisée des séreuses *(Société médicale des Hôpitaux de Paris,* 24 octobre 1901, et pseudo-rhumatisme tuberculeux, 18 juin 1903).

BOURCY, *Rhumatisme infectieux* (thèse de Paris, 1883).

A. BOUVEYRON, Rhumatisme tuberculeux chez les malades atteints de lupus et de tuberculides cutanés *(Société de médecine de Lyon,* 29 juin 1903).

H. CUBERTAFON, *Des arthrites tuberculeuses à forme rhumatismale* (thèse de Paris, 1903).

DIEULAFOY et V. GRIFFON, Pseudo-rhumatisme tuberculeux primitif *(Société médicale des Hôpitaux de Paris,* 18 juin 1903).

EGMANN, *Rhumatisme articulaire aigu tuberculeux ou pseudo-rhumatisme infectieux articulaire à marche aiguë* (thèse de Lyon, 1901).

H. Gailiard, *Polyarthrites aiguës tuberculeuses à allures cliniques rhumatismales* (thèse de Paris, 1902).

L. Galliard, Pseudo-rhumatisme infectieux d'origine tuberculeuse *(Société médicale des Hôpitaux de Paris*, 31 octobre 1901).

Hobbs, *Presse médicale*, 25 février 1902.

Laveran, Tuberculose aiguë des synoviales *(Progrès médical*, 1876, p 727)

Lévêque, *Essai de traitement des tuberculoses chirurgicales par les courants continus* (thèse de Lyon, 1903).

Levet, *Rhumatisme tuberculeux. Arthrite ankylosante d'origine tuberculeuse* (thèse de Lyon, 1903).

Mailland, Du rhumatisme tuberculeux *(Presse médicale*, 14 septembre 1901).

— Rhumatisme tuberculeux *(Société nationale de médecine de Lyon*, 1900 et 1902).

— Rhumatisme tuberculeux. Polyarthrites et synovites chroniques d'origine bacillaire *(Médecine moderne*, 8 avril 1902).

— Rhumatisme tuberculeux primitif *(Gazette des Hôpitaux*, juillet 1903).

Fr. Ol.-Merson, *Du rhumatisme tuberculeux observé récemment dans les sanatoria de Leysin* (thèse de Lyon, 1903).

Mauclaire, Les arthrites tuberculeuses d'allure rhumatismale ou rhumatoïdes *(Bulletin médical*, 17 juin 1903).

Michel, *Le rhumatisme tuberculeux dans la tuberculose cutanée* (thèse de Lyon, 1903).

Mollière, *Leçons de clinique chirurgicale*, 1888.

Orticoni, *De l'héliothérapie. Application médico-chirurgicale* (thèse de Lyon, 1902).

Patel, Le rhumatisme tuberculeux *(Revue de chirurgie*, 1901).

— Rhumatisme tuberculeux chronique. Polyarthrites bacillaires déformantes au début *(Gazette hebdomadaire de médecine et de chirurgie*, 2 janvier 1902).

Patel, Rhumatisme tuberculeux chez l'enfant *(Gazette des Hôpitaux,* 8 avril 1902).

A. Poncet, De la polyarthrite tuberculeuse déformante ou pseudo-rhumatisme chronique tuberculeux *(Congrès français de chirurgie,* 1897).

— Du rhumatisme tuberculeux *(Société de médecine de Lyon,* 1900).

— Rhumatisme tuberculeux ou pseudo-rhumatisme d'origine bacillaire *(Communication à l'Académie de médecine,* 23 juillet et 22 octobre 1901).

— *Leçons cliniques de l'Hôtel-Dieu,* 1900-1903.

— Rhumatisme tuberculeux *(Annales médico-chirurgicales du Centre,* novembre 1902).

— Rhumatisme tuberculeux *(Bulletin médical,* 13 décembre 1902).

— Rhumatisme tuberculeux. Polyarthrites et synovites tendineuses aiguës d'origine bacillaire *(Gazette des Hôpitaux,* 29 janvier 1903).

G. Scherb, Pseudo-rhumatisme tuberculeux *(Bulletin médical de l'Algérie,* mai 1902).

Schneider, *Rhumatisme tuberculeux chez les pleurétiques* (thèse de Lyon, 1903).

Thévenot, Rhumatisme tuberculeux familial *(Médecine moderne,* 30 avril 1902).

— *Bulletin médical,* 8 août 1903.

Weill, Des troubles nerveux chez les tuberculeux *(Revue de médecine,* juin 1893).

TABLE DES MATIÈRES

Lyon. — Imp. A. REY, 4, rue Gentil. — 34519